U0214734

陈修园

著

赵正山

点校

俞慎初
俞长荣
黄春源
陈竹友

审阅

十药神书注解

中医启蒙经典·名家校注南雅堂陈修园医书

海峡出版发行集团
THE STRAITS PUBLISHING & DISTRIBUTING GROUP

福建科学技术出版社
FUJIAN SCIENCE & TECHNOLOGY PUBLISHING HOUSE

图书在版编目（CIP）数据

十药神书注解 /（清）陈修园著；赵正山点校. —福州：
福建科学技术出版社, 2019.10
（中医启蒙经典·名家校注南雅堂陈修园医书）
ISBN 978-7-5335-5858-1

Ⅰ.①十⋯　Ⅱ.①陈⋯②赵⋯　Ⅲ.①肺结核－方书
－中国－元代②《十药神书》－注释 Ⅳ.①R289.347

中国版本图书馆CIP数据核字（2019）第064003号

书　　名　十药神书注解
　　　　　中医启蒙经典·名家校注南雅堂陈修园医书
著　　者　陈修园
点　　校　赵正山
审　　阅　俞慎初　俞长荣　黄春源　陈竹友
出版发行　福建科学技术出版社
社　　址　福州市东水路76号（邮编350001）
网　　址　www.fjstp.com
经　　销　福建新华发行（集团）有限责任公司
印　　刷　福州德安彩色印刷有限公司
开　　本　700毫米×1000毫米　1/16
印　　张　2.5
字　　数　20千字
版　　次　2019年10月第1版
印　　次　2019年10月第1次印刷
书　　号　ISBN 978-7-5335-5858-1
定　　价　16.00元
　　　　　书中如有印装质量问题，可直接向本社调换

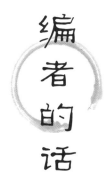

编者的话

　　陈修园（1753—1823），福建古代名医之一，其善于继承整理古典医籍，功力深厚，涉猎广泛，博采众长，学术上医文并重，法古而不泥古，继承创新并举。他注疏经典，启迪后人，是一位中医科普大家和卓越的教育家。

　　此套16种陈修园医书（原丛书名为"新校注陈修园医书"）自20世纪80年代由我社出版以来，深受广大中医爱好者和海内外中医界同仁的喜爱，同人脍炙，梨枣再易，总印数达50多万册，并先后荣获首届全国优秀医史文献图书暨中医药工具书银奖、全国首届古籍整理图书三等奖等多项省部级与国家级奖项。为了更好地阐发其学术价值，增强可读性，此次按现行编辑规范全面重新审读和梳理，定名为"中医启蒙经典·名家校注南雅堂陈修园医书"。

与其他陈修园医学丛书不同的是，本套丛书校注者不乏闽派著名临床医家、医史学家、我国首批500名老中医专家，他们中有原福建中医学院院长俞长荣、享医史界"南俞北马"之誉的"南俞"俞慎初教授、五世医家的林庆祥中医师。其次，此套丛书校注既遵从医古文规范精妙到位，又贴合临床，从临床角度多有发挥，更切实用性与启发性。为了凸显本套丛书的校注特色，我们基本还原和保留了校注者的校注原貌。

值此丛书问世之际，我们深切怀念"新校注陈修园医书"的倡导者、组织者、策划者——我国已故著名中医学家、医史大家俞慎初教授。此次，由俞慎初之女、"新校注陈修园医书"原责任编辑、我社原副社长副总编辑俞鼎芬编审组织联系，我们再次探访了几位校注者。在重新整理此丛书的过程中，我们深为老一辈中医药专家对中医事业的认真执着、无私奉献和不懈追求的精神所感动。他们的精神永远铭刻在我们心中，并激励着后人求索奋进。

由于原版书校注年代久远，经过多方努力，仍无法与所有校注者一一取得联系，望校注者或其亲属看到此套丛书后尽快与我社联系，我们将按有关规定寄赠样书并付稿酬。

再次感谢为此套丛书出版倾注大量心血的前辈们！

编者

2019 年 5 月

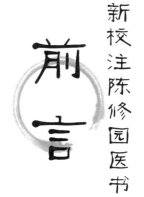

新校注陈修园医书

前言

　　陈修园（1753—1823），名念祖，福建长乐人。他学识渊博，医理精湛，不仅是一位富有创见的医学理论家和医术超群的临床家，同时也是一位杰出的中医科普作家。

　　陈氏热爱祖国医学，以继承、发扬这一宝贵的民族文化遗产为己任，孜孜不倦地为之奋斗终身。他对古典医籍的钻研，功力深厚，涉猎广泛，并博取众长，结合个人实践体会，写出许多著作，因而自成一家。特别可贵的是，他不鄙薄貌似浅易的中医普及工作，数十年如一日，本着"深入浅出，返博为约"的精神，采用通俗易懂的文字，阐释古奥艰深的中医学理，为后学者开启了升堂入室的方便之门。

　　陈氏著作颇多，业经肯定的有《神农本草经读》《时方歌括》《时方妙用》《医学三字经》《医学实在易》《医学从众录》《伤寒论浅注》《金匮要略浅注》《伤寒真方歌括》《金匮方歌括》《长沙方歌括》《景岳新方八阵砭》《灵素集注节要》《女科要旨》《十药神书注解》《伤寒医诀串解》等十六种，包括了从基础到临床，从入门、普及到提高等方面的内容，体现了陈氏的理论、心法和经验。其文字质朴洗炼，畅达优美，歌诀音韵，脍炙人口；其内容深入浅出，切于实用。有人称道他的文章是"连篇累牍而不繁，寥寥数语而不漏"。他的著作，一百多年来流传广泛、影响深远，成为中医自学与教学的重要书籍。

因此，搜集、整理陈氏的医学论著，并加以发扬光大，是中医学术界一项责无旁贷的任务。为此，我们选择了陈修园著作的适当版本，进行了校勘、注释和标点断句，并由福建科学技术出版社分册出版。

祖国医学在漫长的历史发展过程中，虽然几经摧残，但仍人才辈出，代有名家，经验日益丰富，理论不断发展。此中道理，值得探讨。我们希望通过陈修园著作的校注出版，有助于更好地，全面、系统、深入地研究陈氏的学术成就和学术思想；有助于探索中医名家的成长道路，摸索中医人才的培养规律；同时，也给中医临床、教学、授徒与自学提供一份宝贵的参考资料。

然而，由于时代的局限和遵古太甚，陈氏对于祖国医药学的发展，难免认识不足，对持不同学术观点医家的批评，未免失之过激，这是学习、研究陈修园学术思想时应该注意的问题。

中华全国中医学会福建分会
"新校注陈修园医书"校注组
1981 年 8 月

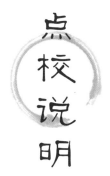

点校说明

一、本书以 1956 年人民卫生出版社影印出版的清光绪十年（1884 年）江西书局印行的《铧园医学六种》为底本，并参考光绪十八年（1892 年）上海图书集成印书局印行的《陈修园医书廿一种》、上海锦章书局石印本和其他版本，进行校勘。

二、本书卷次、篇章均依底本排列。底本为繁体字竖排，现改为简化字横排。排式变更造成的文字含义变化予径改，如"右"改为"上"，并采用现代标点。

三、凡底本无误，校本有误的，不改不注。底本引文虽有化裁，但文理通顺又不失原意者，不改不注。唯底本有误或引文改变原意时，方据情酌改，或仍存其旧，并酌情出注说明。

四、底本中的异体字、通假字、古今字，或改为简化字，或保留底本原字，并酌情出注。若显系笔误或误用字，则径改，不出注。

五、底本中某些中药名和中医专业术语具有时代特色，故中药名和中医专业术语与今通行名不同者，为保留古书原貌和时代特色，不作修改。

六、底本中疑难字句、冷僻字及重要特殊术语等，酌情简要出注。

七、为保留古书原貌，底本观点及理论不作任何删改，药物剂量亦采用旧制。个别当今已禁用或改用替代品的药物也未作改动，请读者注意甄别。

八、书末所附《十药神书》弁言，系注者摘自《鳝园医学六种·十药神书》，仅供参考之用。

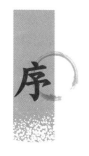

此叶天士家藏秘书也。前此流传皆为赝本[1]，余归田后[2]，始得原书，重为订注，附于《伤寒论》《金匮要略》之后。盖以《伤寒论》《金匮要略》为万古不易之准绳[3]，而此书则奇以取胜也；然奇而不离于正，故可取焉。

闽长乐陈念祖　识

〔1〕赝（yàn　雁）本：假的或伪造的刻本。
〔2〕归田：旧谓辞官回乡。
〔3〕准绳：法则；标准。

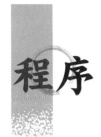

程序

吾吴叶天士先生[1]，凡治吐血症，皆祖葛可久《十药神书》[2]，更参以人之性情，病之浅深，随宜应变，无过不及，治无不愈。然亦治之于初病之时，与夫病之未经深入者；若至五藏遍传，虽卢、扁亦莫可如何矣[3]！家藏此书有年，几获脉望[4]，故亟付梓。然书中仅列十方，世皆以方少忽之，不知十方中错综变化，有几千百方。故复采周氏之说[5]，使人粗晓业是者，更察"虚损"二字，分自上而下，自下而上，自不致概以六味开手矣。

古吴瘦樵程永培　识[6]

〔1〕吴：苏州的别称。
〔2〕祖：效法；本着。　葛可久：即葛乾孙（1305—1353），元代医学家，江苏长州人，世医出身。父葛应雷，亦系名医。他承继父业，采用针药、推拿等法治病，皆收良效。撰有《医学启蒙》《十药神书》，后者对痨瘵（肺结核）的诊治等记述比较详尽。
〔3〕卢、扁：即卢医与扁鹊的简称。卢医或称卢氏，在《列子·力命篇》中季梁称其为神医。扁鹊即秦越人，是先秦的名医。此引申为高明的医生。
〔4〕几获脉望：脉望，传说是蠹鱼所变化之物，遇之可以成神。这里说的是这本书快要蛀掉。
〔5〕周氏：即周扬俊，又名禹载。清康熙年间为本书作注，附于其《金匮玉函经二注》之后。
〔6〕程永培：别号瘦樵，江苏苏州人，清代医学家，编有《六醴斋医书》十种（其中有《十药神书》）及《咽喉经验秘传》《痘疹传心录》等书。

葛氏自叙（一）

　　夫人之生，皆禀天地之气而成形，宜乎保养真元[1]，固守根本，则一病不生，四体轻健；若曰不养真元，不守根本，病即生矣。根本者，气血精津也。予得先师之教，万病无如痨症之难。盖因人之壮年，血气充聚、津液完足之际，不能守养，惟务酒色，岂分饥饱？日夜耽欲[2]，无有休息，以致耗散精液，则呕血吐痰、骨蒸、烦热、肾虚、精竭形羸、颊红面白、口干咽燥、小便白浊、遗精盗汗、饮食难进、气力全无，斯因火乘金位，重则半年而毙，轻则一载而倾。况为医者，不究其源，不通其治，或大寒大热之药，妄投乱进，不能取效；殊不知大寒则愈虚其中，大热则愈竭其内。所以世之医者，无察其情。

　　予师用药治痨，如羿之射[3]，无不中的。余以用药次第，开列于后；用药之法，逐一条陈。如呕血咳嗽者，先服十灰散揭住[4]；如不住者，须以花蕊石散止之。大抵血热则行，血冷则凝，见黑则止，此定理也。止血之后，患人必疏解其体，用独参汤补之，令其熟睡一觉，不要惊动，醒则病去六七矣。次服保真汤止嗽宁肺，太平丸润肺扶痨，消化丸下痰疏气，保和汤分治血盛、痰盛、喘盛、热盛、风盛、寒盛六事，加味治之，余无加法。

----

〔1〕真元：即肾阴、肾阳，又称真阴、真阳，元阴、元阳。故真元是指肾。
〔2〕耽（dān 丹）欲：迷恋酒色。耽，沉溺。
〔3〕羿（yì 艺）：后羿，夏代的善射箭者。
〔4〕揭（jiē 皆）：应作遏（è 扼），即止之意。

又服药法曰：三日前服保真汤，三日后服保和汤，二药相间服之为准。每日仍浓煎薄荷汤灌漱喉中，用太平丸徐徐咽下，次噙一丸缓缓化下[1]，至上床时候。如此用之，夜则肺窍开，药必流入肺窍，此诀最为切要。如痰壅，却先用饧糖烊消化丸百丸吞下[2]，又依前嚼太平丸，令其仰卧而睡，嗽必止矣。如有余嗽，可煮润肺膏服之，复其根本，完其真元；全愈之后，方合十珍丸服之，此谓收功起身药也[3]。前药如神之妙，如神之灵，虽岐扁再世，不过于此。

吁！世之方脉用药[4]，不过草木金石、碌碌之常耳，何以得此通神诀要、奇异之灵也？余蒙师授此书，吴中治痨，何止千万人哉！未尝传与一人。今卫世恐此泯失[5]，重次序一新，名曰《十药神书》，留遗子孙，以广其传矣。

时　至正乙酉一阳日[6]，可久书于姑苏养道丹房[7]

【按语】　葛氏自叙（一）是《十药神书》治疗肺痨病的总论。全篇首论肺痨的病因与证候，次述治疗的原则，分别轻重缓急，以止血为先，创造性地阐明了"血热则行，血冷则凝，见黑则止"的止血原理，寓治肺痨病的理、法于序言之中。且书中仅载十条处方，其处方用药，与众不同，为治疗肺痨提供了理论依据。周扬俊、陈修园辈所作按注，贯通葛氏原序，对所处方药逐一进行评论，从临床上、理论上肯定了每一方药的疗效，各有独特的见解。所以，阅读《十药神书》，除熟悉方药外，还要领会葛氏原序的精神，则于临床辨证时，能运用自如。

---

〔1〕噙（qín 禽）：含于口中。

〔2〕饧（xíng 行，又读 táng 糖）：古"糖"字，亦作"饧"。后特指用麦芽酿制的麦芽糖，亦称饴糖。

〔3〕起身药：恢复身体健康的药物。

〔4〕方脉：开方、诊脉。此引申为医生的称号。

〔5〕泯（mǐn 敏）失：即消灭；失传。泯，灭没。

〔6〕至正乙酉：即1345年。至正，元顺帝惠宗的年号(1341—1370)。　一阳日：即冬至日。

〔7〕姑苏：苏州的别称。

葛氏自叙（二）

　　余自髫稚[1]，学业医道，考究方脉。三十余年，遍历江湖。多学广传者，不过言语、文字形容之耳；及其用药治病，皆不能捷。是以日夜苦心，用志务在中病。后遇至人[2]，同处三月，斯人极明医道，精通方术，用药如发矢，无不中的。余曰：必神人也！遂拜为师，得授奇方一册。阅之，或群队者[3]，或三四味者，皆余目睹至人用效者也。使予如久旱逢霖，夜行得月，心中豁然[4]。自此回至吴中，一用一捷，无不刻验，信乎奇方，可锓梓者也[5]。余以三余暇日[6]，将至人所授奇方，并日用决效之法[7]，类成一帙，名曰

〔1〕髫（tiáo 条）稚：指幼年。髫，小儿垂发。

〔2〕至人：技术至为高明的医生。

〔3〕群队：药品众多。

〔4〕豁然：形容由闭塞、狭窄的处境，一变而为广袤开阔的境界。此引申为通晓领悟。

〔5〕锓（qǐn 寝）梓：此解释为印刷。锓，特指刻书板。叶德辉《书林清话》卷一："刻板盛于赵宋，其名甚繁……曰锓板，曰锓木，曰锓梓。"梓，雕制印书的木板。

〔6〕三余暇日：即利用一切空余的时间。冬者岁之余，夜者日之余，阴雨者时之余，谓之三余。

〔7〕并日用决效之法：短期内用有效的方法进行整理。并日，或作竟日。

《十药神书》，盖用效者，辄记录之。今西浙大痴道人与余通家之好^[1]，用礼求授，故录以奉养生济人之功用尔。

时　至正戊子春正月三阳日^[2]，可久再书于姑苏春先堂

---

〔1〕大痴道人：即黄公望(1269—1354)，字子久，号一峰，本姓陆，名坚，江苏常熟人，出继永嘉黄氏为子。曾任浙西廉访使徐琰的书吏，后被诬入狱，嗣入"全真教"，往来杭州、松江等地卖卜。工书法，通音律，善散曲，最精山水画，为元末四大家之一。　通家：世交。

〔2〕至正戊子：即1348年。　三阳日：即立春。

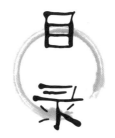

目录

十药神书注解全卷

姑苏葛可久　编

长乐陈念祖修园　注
闽东冶林寿萱润甫[1]　韵

● 甲字十灰散

治呕血、吐血、咯血、嗽血，先用此药止之。

大蓟　小蓟　荷叶　扁柏叶　茅根　茜根　山栀　大黄　牡丹皮　棕榈皮各等分

上各烧灰存性，研极细末，用纸包，碗盖于地上一夕，出火毒。用时先将白藕捣汁或萝卜汁磨京墨半碗[2]，调服五钱[3]，食后服下。如病势轻，用此立止；如血出成升斗者，用后药止之。

方歌

十灰大小蓟大黄，栀子茅根茜草根，

侧柏叶同荷叶等，棕榈皮并牡丹尝。

陈修园按：前散自注云"烧灰存性"，今药肆中止知烧灰则色变为黑，而不知"存性"二字大有深义。盖各药有各药之性，若烧之太过，则成死灰无用之物矣。唯烧之初燃，即速放于地上，以碗覆之，令灭其火，俾各药一经火炼，色虽变易，而本来之真性俱存，所以用之有效。人以为放地出火气，犹其浅焉者也。然余治证四十余年，习见时医喜用此药，效者固多，而未效

---

〔1〕东冶：古地名。　林寿萱：系陈修园学生，其生平事迹未详。

〔2〕京墨：京制药用墨锭，如"八宝药墨"，与书写墨锭不同。

〔3〕钱：旧制每斤为160钱，每钱折合3.125克。

者亦复不少。推原其故，盖因制不如法，亦因轻药不能当此重任，必须深一步论治。审其脉洪面赤、伤于酗醉恼怒者，为火载血而上行症，余制有惜红丸，日夜三四服，但须以麻沸汤泡服[1]，不可煮服为嘱；审其素能保养，脉沉而细、面赤淡白、血来时外有寒冷之状者，为阳虚阴必走症，余制有惜红散[2]，加鲜竹茹日夜服三剂。其药之配合，散见于拙刻各种中，兹因集隘[3]，不能备登。

【按语】 十灰散为止血之要药，是中医治疗血症的常规处方。《福建中医药》1960年第3期14页记载用十灰散治疗肺结核咯血27例，除按常规护理和抗痨治疗外，未曾应用其他止血剂，结果22例获效。《江西中医药》1960年第4期载以十灰散作汤剂冷服，治疗肺结核咯血21例，平均止血时间为5.3天。出现其他症状时可随症加减。

十灰散亦可应用于消化道的出血。如中医所谓远血或粪便隐血检查阳性患者，可依法服用。

陈氏所制惜红丸，适于脉洪面赤、伤于酗醉恼怒者，为火载血而上行症。其论与四生丸"凡人不避暑热及过食煿炙之物，以致血热妄行，脉洪大，身壮热或吐血，或衄血"之说颇为接近。又有络热加鲜竹茹之训，可能由此化裁而来，但未见有具体记载。惜红散适于脉沉而细、面赤淡白、血来时外有寒冷之状的阳虚阴必走症；和《时方妙用·卷三·血症》引《仁斋直指》所谓"阳虚阴必走，大吐、大衄，外有寒冷之状，可用理中汤加南木香或甘草干姜汤，其效更著。余则用干姜炮黑加五味子二钱甚效"，大意相同。

《全国中药成药处方集》载有"惜红丸"（吉林省产。处方：僵蚕1.34两，乌梅肉21个，醋糊为小丸，每服2钱，用醋水送下），主治咳血嗽痰、咽肿痛等症。其内容系严氏济生乌梅丸，用于肠风便血，与陈氏惜红丸主治不同。

---

〔1〕麻沸汤：应是水初烧开但尚未大沸者，而不是麻药的"麻沸汤"。

〔2〕惜红散：与上文惜红丸均未见于陈氏医书，仅见惜红煎，为治妇人血崩方。

〔3〕集隘（ài 爱）：篇幅狭小。

● 乙字花蕊石散

五藏崩损[1]，涌、喷血成升斗，用此止之。

花蕊石火煅存性，研为末

上用童便一盏，炖温，调末三钱，甚者五钱，食后服下。男子用酒一半，女人用醋一半。与童便和药服，使瘀血化为黄水[2]，服此，以后药补之每服只可一钱。潘注[3]。

方歌

　　　花蕊石须火煅研，炖分酒醋和童便，

　　　功能化瘀为黄水，轻用三钱重五钱。

旧注：程瘦樵云系周氏所注，然余以未得名号为憾。治吐血者，竞推葛可久，而先生首以二方止血，明明劫剂[4]，毫无顾忌，细玩始知先生意之所到，理之精也。人生于阳根于阴，阴气亏则阳自胜，上气为之喘促，咳吐痰沫，发热面红，无不相因而致。故留得一分自家之血，即减得一分上升之火，易为收拾。何今日之医，动以"引血归经"为谈，不可概用止血之味？甚至有"吐出亦美，壅反为害"，遂令迁延时日，阴虚阳旺，煎熬不止，至于不救，果谁之咎？执引经而缓时日，冀复元神，吾恐有形之血，岂能使之速生？而无偶之阳，何法使之速降？此先生所以急于止血之大旨也。

陈修园按：虚劳症，《金匮》以桂枝加龙骨牡蛎汤从肾虚以立法，建中汤从脾虚以立法，黄芪建中汤从气血两虚以立法，八味地黄丸、天雄散温其下元，从脾、肾、气血之总根虚以立法，是以补虚为一大纲也；以薯蓣丸治风气百疾虚羸诸不足，是以祛风为一大纲也；以大黄䗪虫丸治干血成痨，是以逐瘀为一大纲也。三纲鼎足，为此症不易之准绳。今葛仙翁以花蕊石散

〔1〕五藏崩损：内脏出血、妇人血崩、跌打损伤出血等的简称。

〔2〕瘀血化为黄水：指服药止血后，患者因贫血肤色萎黄。由于当时认识的局限，以为是瘀血化为黄水。

〔3〕潘注：即潘霨所注的。

〔4〕劫（jié 截）剂：药性强烈的方剂。这里宜作截然止血的方剂解。

继于十灰散之后[1]，虽云止血，实欲使瘀血化为黄水而不见血也。然自余思之，吐血既止，而离经之血蓄而不行[2]，不可不用此散化之。若血来势如涌泉，相续不绝，竟用此散，令其尽化为水，是令一身之血俱为乌有，尚有生理乎？读书不可死于句下，此其一也。且三大纲，因虚而成瘵，医书恒有治法；而因风而致者，言之颇罕；而因瘀血而致者，除仲景《金匮》大黄䗪虫丸、《仲景小品》百劳丸外，未有发明其旨；且《金匮》以薯蓣丸与大黄䗪虫丸并举，意以风气不去，则足以贼正气而生长不荣[3]；干血不去，则足以留新血而渗灌不周，怯症种种所由来也[4]。余治吐血诸药不止者，用金匮泻心汤，百试百效，其效在生大黄之多以行瘀也。附录仲景百劳丸方：

当归炒　乳香　没药各一钱　人参分数阙[5]　虻虫十四个，去翅足　水蛭十四个　炒桃仁十四粒，去皮尖　大黄四钱

蜜丸如梧桐子大。都作一服可百丸，五更用百劳水下，取恶物为度[6]，服白粥十日。百劳水者，杓扬百遍[7]，即甘澜水也。䗪虫，一名地鳖。

【按语】　花蕊石散是中医常用止血剂之一。葛氏以其治疗大出血，而作"使瘀血化为黄水"的止血解释，这和宋代《和剂局方》的说法相同。但《和剂局方》的花蕊石散中有硫黄，葛氏制方显然受《和剂局方》的影响，所以周氏说它和十灰散二方是"劫剂"。陈修园认为本方功能化瘀，大量出血者用之，有"是令一身之血，俱为乌有，尚有生理乎"的顾虑。事实上花蕊石散止血，至今仍广泛地应用于临床。

潘注每服只可一钱，似嫌保守，根据上述使用经验，剂量还是不宜减少。

---

〔1〕葛仙翁：系对葛可久的尊称。
〔2〕离经之血：不循经脉运行、离开经脉管道的血。
〔3〕贼：伤残；毁坏。
〔4〕怯（qiè 窃）：体质虚弱。此作瘵病解。
〔5〕分数阙（quē 缺）：即原方没有记载分量。此方人参可用一钱。
〔6〕恶物：粪便。
〔7〕杓：舀水的瓢子。

● 丙字独参汤

止血后，此药补之。

大人参二两，去芦

上每服水二盏，枣五枚，煎一盏，细呷之，服后熟睡一觉，后服诸药除根。

方歌

> 功建三才得令名[1]，阴阳血脱可回生，
>
> 人参二两五枚枣，服后方知气力宏。

旧注：凡失血后，不免精神怯弱，神思散乱。前方虽有止血之功，而无补益之力，故有形之阴不能即复，而几微之气不当急固乎？顿使独参汤，不但脱血益气，亦且阳生阴长。观先生自注云"熟睡一觉"，使神安气和，则烦除而自静。盖人之精神由静而生，亦由静而复也。奈何今之医者遇吐血家，乃视参如毒耶？

陈修园按：《神农本草经》云，人参，气味甘、微寒，无毒。主补五藏，安精神，定魂魄，止惊悸，除邪气，明目，开心，益智；久服轻身延年。经文只此三十七字，其提纲云"主补五藏"，以五藏属阴也。精神不安、惊悸不止、目不明、心智不足，皆阴虚为亢阳所扰也。今五藏得甘寒之助，则安之定之，止之明之，开之益之之效矣。曰邪气者，皆指外邪而言，乃阴虚而壮火食气，火即邪气也。今五藏得甘寒之助，则邪气除矣。细味经文无一字言及温补回阳，何后人信从宋元无稽之说，而反疑开天明道之圣经耶？此症用至二两，而失血之后，藏阴大虚，阴虚则不能维阳，阳亦随脱，故用二两，任专力大，可以顷刻奏功；但人参虽有补虚之功，而咳嗽者忌之。乘此大血甫止之际，咳嗽未作，急急饮之。若得熟睡一夜，则血从心藏而生，沛然莫之能御[2]，即所失成升、成斗，周时补之而有余矣；若睡未足而惊醒之，

---

[1]三才："才"亦作"材"，古指天、地、人。《易·系辞下》："有天道焉，有人道焉，有地道焉，兼三材而两之。"人参寓有三才（天、地、人）之意。

[2]沛然：见《孟子·梁惠王上》"如水之就下，沛然谁能御之"。后引伸为行动迅速。此当作失血恢复迅速解。

则血亦停而不生矣；若血止一二三日而始服之，不徒无益而有害。周氏旧注亦超，但以人参为补气之品，未免囿于俗见。然人参补阴，与地黄、龟板之一于补阴者不同。按其字义，参者，参也[1]，其功与天、地、人并立为三，且能入肺，肺为一身之橐籥[2]，谓为益气，却亦近道。程山龄谓贫者以归脾汤代之[3]，然不如取当归补血汤二剂，入童便二茶碗，隔汤炖二炷香[4]，取汁顿服之。

【按语】 本方人参用至二两，是为抢救脱血，非大剂量则难以速效。陈修园应用独参汤的心得，还见于《时方妙用》："痨症吐血、衄血盈盆、盈斗者，忌骤用苦寒及辛温之药，急用独参汤，服后熟睡，忽触其醒，则血可重生，一夜复元；血证大吐、大衄、大崩之顷，血若稍止，急用独参汤服，服后听其熟睡，切勿惊醒，则阴血复生矣。"

据实验研究报道，长期或大量服用人参，会出现脘腹胀满、食欲减退、失眠、情绪激动及高血压伴神经兴奋、皮疹、清晨腹泻等类似"人参滥用综合征"的症状。因此，使用野山参、高丽参及其他参类，应参照《中华人民共和国药典》所载剂量，一般用 1.5 ～ 9 克。但大出血后应用独参汤时，要遵照葛氏的制方、旧注、陈氏经验，以及"中病则已，无使过之"的中医用药原则，适可而止，以确保疗效。

● 丁字保和汤

久嗽肺痿。

---

〔1〕参（shēn 深）者，参（sān 三）也：参就是叁（三的大写）。

〔2〕橐籥（tuó yuè 驼月）：即古代冶炼鼓风用的器具。以此借喻肺主气，司呼吸，是人身气体出入交换的通道，好像风箱一样地为全身鼓风通气。橐，是一种牛皮制的鼓风吹火器。籥，是送风的管子。

〔3〕程山龄：即程国彭，字钟龄，天都人，清代医学家。年少时多病，因而研究医术并行医 30 年，著有《医学心悟》《外科十法》，均简明切用，尤其前者多为医家所采用。晚年归隐于普陀山，号普明子，后者系在此时编撰的。

〔4〕二炷（zhù 柱）香：燃点二条线香以计算时间，每炷香燃完需 30~45 分钟。

知母　贝母　天门冬　款冬花各三钱　天花粉　薏苡仁　杏仁　五味子
各二钱　甘草　兜铃　紫菀　百合　桔梗　阿胶　当归　地黄　紫苏　薄荷
百部各一钱五分

上以水二盏，生姜三片，煎一盏，入饴糖一匙调服，日三食后各进一盏，
与保真汤相间服。

血盛加炒蒲黄、茜根、藕节、大蓟、小蓟、茅花、当归。

痰盛加南星、半夏、陈皮、茯苓、枳实、枳壳。

喘盛加桑白皮、陈皮、萝卜子、葶苈子、苏子。

热甚加山栀子、黄连、黄芩、黄柏、连翘、大黄、款冬花。

风甚加荆芥、防风、菊花、细辛、香附子、旋复花。

寒甚加人参、桂枝、蜡片[1]、芍药。

方歌

知贝款天冬各三，二钱杏薏味天花，

钱半二百阿归地，紫菀兜苏薄桔甘。

加减歌

归茅大小蓟蒲黄，藕节茜根血盛当。

痰盛南星陈半入，茯苓枳实壳须将。

喘加桑白陈皮等，萝卜葶苏三子详。

热甚芩连栀柏款，连翘合并大黄吞。

风加香附荆防细，旋复菊花六件良。

寒甚加参兼牡桂，芍加蜡片不须言。

陈修园按：此方治久嗽，不过类集顺气化痰、清火解郁之品，以多为贵，
绝无把柄。抑又思之，先生有道之士也，其方又得之神人，何以庸陋至此？
且苏叶、桔梗、薄荷辛散，非久嗽所宜；百部、款冬苦温，非血后所宜；兜铃、
花粉、杏仁，亦为中虚所忌；知母、贝母、天门冬、地黄、阿胶、百合性寒

---

〔1〕蜡片：鹿茸之顶尖，最首层之白如蜡、油润如脂者称之。

而滞，力亦轻微；其去市肆中之问症立方[1]，摇铃辈之笼统配合以零卖者几希耶[2]！然此方不见于大家之书，如明季龚太医各刻[3]，及《万病回春》《寿世保元》等本亦载之，但方名间有不同，药品偶有增减，村医用之往往见效。余向以病人寿算未终[4]，总不归功于此方，亦随见而随忘之耳。今得此书，始知礼失而求诸野[5]，沾身涂足中大有人焉！转悔从前之肉眼也，究竟于此方未得其旨，大抵奇之弗去而耦之，一方不去而复之[6]，如韩信将兵多多益善。且其轻重大有法度，加生姜之辛温以润肺，饴糖之甘培土以生金，卓然大家，可知仙方非凡人所能窥测也。但喘盛加萝卜子，与地黄相反，临时自当去取。

● 戊字保真汤

治虚弱、骨蒸、体虚。

当归　生地黄　白术　黄芪　人参各三钱　赤茯苓　陈皮　赤芍药　甘草　白茯苓　厚朴各一钱五分　天冬　麦冬　白芍药　知母　黄柏　五味子柴胡　地骨皮　熟地黄各一钱

---

[1] 去："距"之意。
[2] 摇铃辈之笼统……几希耶：摇铃辈，指摇串铃的走方郎中或江湖医生。笼统，即模糊不清楚。几希，有什么差别。
[3] 明季龚太医：即明代医学家龚廷贤，字子才，号云林，江西金溪人。其父龚信曾任职太医院。因有家学渊源，又访求名师，博采诸家，故医学论述内容相当丰富。著有《种杏仙方》《本草炮炙药性赋定衡》《鲁府禁方》《云林神彀》《寿世保元》《万病回春》等书，还续编龚信的《古今医鉴》。
[4] 寿算未终：生命的年限未到之意。
[5] 礼失而求诸野：礼，法则。野，民间。大意是从民间搜集来的单验方。陈氏在《时方妙用》曾举"野老某，年八旬有奇，传予奇方，用生金樱根去粗皮一两半，吴风草原名鹿衔草三钱，香菌（香菰）极小团结者七枚，水煎服一服，小便即通而肿愈……此必异人所授遗下，所谓礼失而求诸野也"为例说明此义。
[6] 大抵奇之弗去……复之：根据病情需要，用奇、耦（偶）、复的法则，灵活配方。

每服水二盏，姜三片、枣五枚煎，与保和汤间服，每日一服。

惊悸加茯神、远志、柏子仁、酸枣仁。

淋浊加草薢、乌药、猪苓、泽泻。

便涩加石苇〔1〕、扁蓄、木通、赤苓。

遗精加龙骨、牡蛎、莲心、莲须。

燥热加石膏、滑石、鳖甲、青蒿。

盗汗加浮小麦、牡蛎、黄芪、麻黄根。

方歌

> 参芪归地术三钱，赤白茯苓朴草兼，
>
> 赤芍陈皮钱半等，味柴白芍二冬编，
>
> 骨皮熟地和知柏，各一钱加姜枣煎。

加减歌

> 骨蒸又见惊和悸，枣远茯神柏子仁。
>
> 淋浊草乌猪泽入，遗精龙牡莲须心。
>
> 小便涩要和石苇，扁蓄木通共赤苓。
>
> 燥热青蒿石滑鳖，麻根盗汗蛎浮芪。

旧注：一名保和者，因失血之后气血未调，率难把握。然调血者以气为主，调气者实肺为司，故大旨以泻肺中之伏热，益下焦之化源，此其治也。若和而失其所以为和，若保亦失其所以为保矣。至保真则气血之味俱等，大旨以甘温为主，甘凉佐之，而苦寒又佐之，未常禁用苦寒也〔2〕，而与今日之用寒凉者异矣。曰"保真"者，大辅其正，兼泻其邪，使生机活泼，油油然而不已也。两方加法大备，然非尽用，亦故列之，以俟去取耳，学者须知。

陈修园按：此方即十全大补汤去川芎、肉桂，加赤苓、赤芍、生地、天冬、麦冬、五味子、柴胡、厚朴、陈皮、地骨皮、知母、黄柏是也。气血双补之中，加柴胡、地骨以疏肝邪，肝火即雷火也；知母、黄柏以降肾火，肾火即

---

〔1〕便涩：小便短赤，量少。

〔2〕未常禁用：锦章石印本作"未尝禁用"，应以此为是。

龙火也；又合麦冬、五味子为生脉散，俾水天一气[1]；又合天门冬为三才汤，以位育一身[2]。最妙是陈皮、厚朴、甘草，入胃宽中行滞，导诸药各尽其运动之力而协和共济，且药品轻重得宜，大有法度。但芍药以花之赤、白别之，其根则不可辨也。药肆中另有一草，叶小根大，与芍药无异，余家山中亲见采药人握取盈囊，问之则曰："药铺所备赤芍，皆此种也。"始信《本草崇原》注云："赤芍不知何草之根。"今外科、小儿科习用，害人之说，非虚语也，方中当去之。

【按语】 保和汤系综合宋元时期治痨的补肺阿胶散和紫菀汤等名方增减而成。方中应用百部治疗肺痨，是根据医书上较早的记载。与保真汤相间服用，是集补肺、扶羸药物以治体虚久嗽尤为完备。

周氏旧注将保和、保真二方作了详细的比较，而陈修园则称保和汤是散在于民间的妙方，保真汤系十全、三才、生脉等方的复合；并提示使用赤芍时，必须注意鉴别，如非正品，宁可不用，可谓详备矣！

保和汤内有紫苏，喘盛者又加紫苏子，看来似有重复，但紫苏的叶、梗、子功用各有差别，临证时可根据需要而增删。

● 己字太平丸

治久嗽、肺痿、肺痈。

天门冬　麦门冬　知母　贝母　款冬花各二两　杏仁　当归　熟地　生地　黄连　阿胶珠各一两五钱　蒲黄　京墨　桔梗　薄荷各一两　白蜜四两　麝香少许

上为细末，和匀；用银石器先下白蜜，炼熟后下诸药末，搅匀再上火；入麝香，略熬三二沸。丸如弹子大，每日三食后细嚼一丸，薄荷煎汤缓缓化下。临卧时如痰盛，先用饴糖拌消化丸吞下，却含嚼此丸，仰卧使药流入肺窍[3]，

---

〔1〕俾水天一气：调整龙（水）雷（天）之火，得以平衡。

〔2〕以位育一身：指用三才汤中的天冬、熟地、人参补养身体。

〔3〕使药流入肺窍：葛氏自叙有"夜则窍开，药必流入肺窍"之说。因肺司呼吸，药物流入则必咳、呛，所以应是有利于归肺经药物的吸收之意。

则肺清润，其嗽退除，服七日病痊。凡咳嗽只服此药立愈。

方歌

> 二两三冬二母如，归连二地杏阿珠，
>
> 各需两五余皆五，京墨蒲黄薄桔俱。

旧注：太平丸，非正方也。先生意计周密，恐人正气渐复之后，尚留一分未尽，必有一分未妥，特于宴息之时[1]，噙服此丸，使人于静中不知其所以然，而药力无不到，此少许麝香之所以为神妙也。

陈修园按：方中润燥、化痰、养液，少佐薄荷以利气，无甚深义。唯杂以黄连之苦寒，麝香之走窜，不几令人骇而吐舌乎？而不知令人骇处，正是神仙妙用处。《神农本草经》云："黄连气味苦寒。"苦为火之本味，以其味之苦而补之；而寒能胜火，即以其气之寒而泻之；一物而兼补心、泻心之妙，故凡久嗽、肺痿、肺痈，得此则火不克金而金自受益矣。《本草经》又云："麝香主辟恶气，去三虫。"盖劳嗽不已则为瘵病而生虫[2]，非泛常之药所可治，唯麝为诸香之冠，香者天地之正气也，正能辟邪而杀虫；瘵病之有虫，如树之有蠹，唯先去其蠹而后培其根，则发荣滋长矣。况咳嗽不离于肺，肺有二窍：一在鼻，一在喉。肺窍宜开不宜闭，喉窍宜闭不宜开；今鼻窍不通，则喉窍将启而为患，必得麝香之香气最盛，直通于鼻窍而开之，则呼吸顺而咳嗽之病根除矣。旧注未阐出所以然之妙，今特补之。

【按语】 太平丸治疗肺痈值得磋商。如果肺痈初期，咳吐臭痰和脓血，肌肤甲错，胸中隐隐作痛，宜用千金苇茎汤；后期余热未净，咳嗽不已者，可以酌情选用本方；咳痰无伴血丝者，可去蒲黄、京墨；因是肺痈而不是痨瘵，所以阿胶珠、麝香应随病情需要而决定去留。

---

[1] 宴息：锦章石印本作"晏息"，应以此为是。晏息，即晚间休息。

[2] 瘵（zhài 债）病而生虫：瘵病，即肺痨病，或称痨瘵，传尸。古人认为是瘵虫、传尸虫等感染所致。

● 庚字沉香消化丸

治热嗽壅盛[1]。

青礞石　明矾飞，研细　猪牙皂角　生南星　生半夏　白茯苓　陈皮各二两　枳壳　枳实各一两五钱　黄芩　薄荷各一两　沉香五钱

上为细末和匀，姜汁浸神曲为丸，梧桐子大，每服一百丸，每夜临卧前饴糖拌吞，嚼嚬太平丸，二药相攻[2]，痰、嗽除根。

方歌

南星皂半茯苓陈，礞石明矾二两匀，

枳实壳皆需两五，薄芩一两五钱沉

旧注：人见此数味或畏其很[3]，即予亦嫌其峻，然先生注云"热痰壅盛"乃以此治，其不致壅盛者，稍稍减服四五十丸可也。况前先服独参，继用保真，则神气亦渐复矣，暂用几服，胡为不可？若情形消瘦者，未可用也，是又在学者临症自明耳。

陈修园按：此方即滚痰丸去大黄，加明矾、皂角、南星、半夏、茯苓、陈皮、枳壳、枳实、薄荷叶是也。方面略同，而功用则有南辕北辙之判。彼以大黄领各种化痰之药，从大肠一滚而下，而不知不得痰之所在，徒下其粪，则反伤胃气也。盖痰者，水也；水者，气也。水性下行，得火则上沸而为痰，方中所以取用黄芩以清火。水非气不行，气滞则水亦滞，遂停瘀不行而为痰；方中所以取用沉香、陈皮、枳壳、枳实等药，重重迭迭，以顺气、化气、行气。且水氾滥则患大，由于地中行则天下安，方中取半夏、南星之辛温，茯苓之淡渗，以燥治湿，即以土制水之义。语云"见痰休治痰"，是也。方中唯礞石化痰为水，质重而力大；薄荷利气化痰，体轻而行速；二味为治标之药，亦轻重各得其宜。最妙是明矾、皂角二味，凡水浑浊，入明矾搅之，则浊者

[1]热嗽壅盛：应以旧注"热痰壅盛"为是。
[2]二药相攻：即本方与太平丸轮流服用。
[3]很：锦章石印本作"狠"。很，通"狠"，即凶暴之意。

立刻转清矣；衣服污秽，以皂角洗之，则污者随涤而净矣。古人制方之周到如此。所疑者，虚劳之症，不能当此峻剂，然病重药轻，多致误人。喻嘉言讥为"养杀"〔1〕，不如筹一生路，而为破釜沉舟之计〔2〕，尚有余望。每见痰嗽不绝，肌骨消瘦，声哑骨蒸，五更更热而汗出，早饭后，皮肤虽热而脊背畏寒，手指微冷，此痨损既成，十不救一之症。医者议论互异，而一种迂儒谓肺虚液少〔3〕，但云保肺，尤其浅也。必以六君子汤、归脾汤、补中益气汤之类常服，土旺自可生金，毋区区于保肺〔4〕；因前病金受火克，但知清心，治其末也，必以六味地黄汤、琼玉膏、三才汤、都气丸、八仙长寿丸之类常服，脾水足〔5〕，自能济火，毋汲汲以清心；此为东垣、立斋之法〔6〕，人人信服而不疑。且有更进一步自夸为得张景岳之心法，谓真水为元阴，真火为元阳，皆根于命门，元阴之水中生艮土而上润肺金〔7〕，元阳之火中生坤土而上通心火〔8〕，阴阳互根而不相离。六味汤、丸，左归饮、丸，八味汤、丸，右归饮、丸皆为极品，自此说一行，而虚劳之症十患九死；曷不思脾为诸藏之母〔9〕，当无病时常服补药，尚难进其饮食，长其肌肉；至虚损病笃之时，将何法补其不足，且能令其有余以生金耶？肾为寿命之根，当无病时常服补

---

〔1〕喻嘉言：即喻昌（约1585—1664），清代医学家。江西新建（西昌）人，晚年著《尚论篇》《医门法律》《寓意草》等。 养杀：姑息病情，留有后患。中医外科有"养痈遗患"的说法。此与同义。

〔2〕破釜沉舟：下定决心。

〔3〕迂儒：拘泥守旧的人。

〔4〕毋（wú 无）区区：不要局限。

〔5〕脾：系"俾"字之误。各种版本均未予勘误。

〔6〕东垣、立斋：东垣即李杲（1180—1251），字明之，金元四大家之一，河北正定人，著有《兰室秘藏》《脾胃论》等。立斋即薛已（约1488—1558），江苏苏州人，倡用补真阴、真阳的方剂，均收载《薛氏医案廿四种》中。

〔7〕艮（gèn 更）：易经卦名，卦形为"☶"。《易·说卦》："艮为山，有坚象。"《说文》："艮，很也。"所以其道坚很。

〔8〕坤：易经卦名，卦形为"☷"，象征地，其道柔顺。

〔9〕曷（hé 何）：何故；为什么。

药，尚难充其精气，强其腰膝；至虚损病笃之时，又何法补其不足，且能令其有余以济火耶？乡愿为德之贼[1]，吾谓庸医之阴毒，更甚妄医之阳毒也[2]。近日更有袭取叶天士一派，遇有感冒，即用前胡、干葛、杏仁、桑叶、桔梗、紫苏、防风、茯苓、橘红、苏法夏、神曲、谷芽、麦芽、山查炭、甘草为主方；头痛加川芎、白芷；身痛加羌活、秦艽；咳嗽加紫菀、百部；口渴加麦冬、花粉；小便短少加滑石、木通、泽泻、猪苓；腹胀加厚朴、枳实、萝卜子、砂仁壳；皮肤作痒加蝉退、白蒺藜、连翘；喉痛加元参、射干、牛蒡子、贝母；寒热往来加柴胡、酒芩；腰膝痛加牛膝、杜仲；脚肿加木瓜、防己；病从怫郁则加黑郁金[3]、香附；发热不退加白薇、地骨、青蒿、白芍；数日未愈，曰当略调其气血，加当归、酒芍、何首乌、干地黄、丹参，沙参等出入互用；至于久病虚人，则以辽东海参、燕窝、鲍鱼、谷芽、首乌、炙草等为主；其参、术、芪、苓、二地、桂、附、吴萸、炮姜等随症加入；而金银花炭、枸杞炭、菊花炭、白术炭、地黄炭、鲜桑枝、金银花藤、泡淡干姜、生姜渣、泡淡附子、泡淡吴茱萸、秋稻根须、鳖血柴胡、五色石芸[4]、冬瓜子、整个生扁豆、黑稆豆皮、绿豆皮、西瓜翠皮之类；曰："我是叶天士一派，与恒法不同。"而不知叶天士居江苏，该处人腠理较薄，外邪易入而亦易出，不用仲景正法，故于《伤寒论》一部，未得师授，议论甚觉隔靴，其于杂症，胸中颇有书卷，加以绝世聪明，临症甚多，所以名噪一时；而虚劳一症，专祖《十药神书》，不必全用其方，神而明之，信手拈来，头头是道。何若辈仅于《临症指南》中，食其糟粕而伪托之也耶？

● 辛字润肺膏

久嗽，肺燥，肺痿。

---

〔1〕乡愿：指乡里中言行不一，伪善欺世的人。引申为识见简陋、胆小无能的人。

〔2〕妄医：无知妄作、自高自大的医生。

〔3〕怫（fú 弗）郁：犹悒郁，心情不舒畅。《楚辞·七诗》："心怫郁而内伤。"

〔4〕五色石芸：锦章石印本作"五色石英"，应以此为是。

羊肺一具　杏仁净研　柿霜^[1]　真酥^[2]　真粉各一两　白蜜二两

上先将羊肺洗净，次将五味入水搅粘，灌入肺中，白水煮熟，如常服食。前七药相间服之亦佳。

方歌

真粉真酥并柿霜，杏仁净研两平当，

蜜加二两调粘用，灌入肺中水煮尝。

旧注：血去则燥，燥则火旺，肺必枯；欲从肾源滋水而不先滋水之母，有是理乎？然肺为多气少血之藏，故一切血药概不欲用。以羊肺为主，诸味之润者佐之，人所易能也；若以真粉之甘寒，不独凉金，且以培土，人所未知也。

陈修园按：方中真粉，即《伤寒论》猪肤汤之白粉也。本文未明为何粉，一说即天花粉，主滋润肺金，取金水相生之义；一说即粳米粉，以少阴之水火交会于阳明中土，粳米补阳明中土，交水火而止烦躁，而且借土气以生金；二说俱有深义。余每用则从后说，今读先生此方，又阅周氏所注，真白粉即天花粉无疑。

嘉庆丁巳岁^[3]，余应兴泉观察阿公^[4]、泉州郡伯张公聘，主清源书院讲席。日者用天花粉一味^[5]，药铺送白粉一包，其色晶莹洁白，迥出诸药之上^[6]。余传问之，答曰："此物最贱，而制造却难。惟冬月叶落，其气尽归于根，掘取，以法取汁，和水淘洗，澄之，晒干收贮，才有如此宝色；若无此色，恐伪物弗效，不如止用天花粉片之较妥也。"今先生加一"真"字，何等郑重其辞！推而论之，《金匮》于虫病制有甘草粉蜜汤以杀虫，若虚劳久嗽，为瘵虫蚀肺；铅粉性毒，能杀三虫，今杂于蜂蜜、柿霜、羊肺之中，诱虫食之，

[1] 柿霜：柿饼上的粉霜，味甘，含葡萄糖。

[2] 真酥：即酥油。将牛乳煮至结皮，然后以此皮再熬出的油。

[3] 嘉庆丁巳岁：即 1797 年。

[4] 兴泉观察：清代福建兴化、泉州二府设一道台；观察是该道的高级官员。

[5] 日者：往日。

[6] 迥（jiǒng 窘）：异；超过。

旋而甘味尽、毒性发，而虫患除矣。此非正解，亦可备之，以启悟机。

【按语】 润肺膏是以营养食品为主而设立的，着重于肺脏的滋润与修复。方中的真粉，陈氏系根据粳米粉、天花粉、铅粉加以鉴别，从而肯定是栝楼根淘洗出来的天花粉；并提出使用铅粉以诱杀瘵虫的设想，声明"此非正解，以启机悟"，让后人继续探索此课题。可知陈氏对处方中的每种药物进行的剖析，是极为慎重的。

现在处方天花粉，药柜每付给栝楼根片。四十多年前曾听老药工介绍：天花粉久已断货，用栝楼根切片是暂时替代的办法。他说的天花粉制法与陈氏所说相同。天行热证，用天花粉泡开水饮用，是种药食疗法，效果很好，只是有些苦味，可加冬蜜调味。此与《本草正义》说的"沸汤瀹服，虽稠滑如糊而毫不粘滞……益胃生津，洵推妙品，最宜于老弱病后，无粘腻碍化之弊"意义相符。《唐本草》《千金方》都载有栝楼根作粉法，所以天花粉应以栝楼根淘出的粉为正品。

● 壬字白凤膏

一切久怯极虚惫，咳嗽吐痰，咯血发热。

黑嘴白鸭一只　大京枣二升　参苓平胃散一升　陈煮酒一瓶

上将鸭缚定脚，量患人饮酒多少，随量以酒烫温，将鸭项割开，滴血入酒，搅匀饮之，直入肺经，润补其肺。

却将鸭干挦去毛[1]，于胁边开一孔，取去肠杂，拭干；次将枣子去核，每个中实纳参苓平胃散末，填满鸭肚中，用麻扎定；以砂瓶一个，置鸭在内，四周用火慢煨，将陈煮酒作三次添入，煮干为度，然后食。枣子阴干，随意用参汤化下，后服补髓丹，则补髓生精、和血顺气。

方歌

> 参苓平胃散一升，京枣二升酒一瓶，
>
> 黑嘴白毛肥鸭一，照方如法制来斟。

---

〔1〕挦（xún 寻）：拔。

陈修园按：怯而日久，虚极而惫，而且咳嗽不已，则肺日因嗽而动扰矣；吐痰不已，则肺因痰而壅滞矣；咯血发热，壮火食气，不特肌肉消瘦，而且气衰言微矣；此为极症，恐非无情之草木所能治，故用黑嘴白鸭一只为君。盖以毛白者，味较清而入肺[1]；嘴黑者，骨亦黑而入肾；取金水相生之火，亦资异类有情之物以补之也。最妙入京枣二升，取其甘温以补胃；平胃散一升，取其消导以转胃；胃为五脏六腑之本，胃安则脏腑俱安，与保真汤佐以厚朴同义。叶天士于此书亦参透其旨，但其方随症加入，以致学徒刊刻汇案，用厚朴者，于虚痨门止收一方。意者，中人以下不可以语上，重其道而不轻传欤！修园则异于是。

【按语】　白凤膏所用黑嘴白鸭，于配药之前，先割取鲜血滴入酒中而喝之，周、陈二氏，未加评按。福建省曾有取番鸭血生喝，以为是滋补的做法，个别则出现风疹块、长期肠鸣等症状。未知鸭血未经煮熟，其中的致病因子，直接摄入胃中，非但不能达到"胃安则脏腑俱安"的目的，甚至遗患无穷。

● 癸字补髓丹

久痨虚惫，髓干精竭，血枯气少，服煎药愈后服此药。

猪脊膂一条　羊脊膂一条　团鱼一枚　乌鸡一只

四味制净，去骨存肉，用酒一大碗于砂瓮内，煮熟擂细，再用后药：

大山药五条　莲肉半斤　京枣一百枚　霜柿十个

四味修制净，用井花水一大瓶于砂瓮内，煮熟擂细，与前熟肉一处用慢火熬之，却下：

明胶四两　黄蜡三两

上二味逐渐下，与前八味和一处研成膏子，和平胃散末、四君子汤末并知母黄柏末各一两，共一十两搜和成剂。如十分坚硬，入白蜜同熬，取起放青石上，用水捶打如泥，丸如梧桐子大，每服一百丸，不拘时候，枣汤下。

---

[1]味较清：锦章石印本作"味轻清"，应以此为是。

方歌

> 猪羊脊瞀鸡团鱼，煮擂宜当去骨需。
>
> 霜柿十枚京枣百，建莲八两五条薯，
>
> 熟和前味熬文火，黄蜡明胶渐入诸，
>
> 知柏四君平胃末，各加一两制丸茹。

陈修园按："久痨虚惫，髓干精竭……服煎药愈后服此药"二十字，是为虚痨既愈症筹一善后之计；实为虚痨穷极症，觅一回春之路也。虚痨至六极之候〔1〕，凡和解、温凉、补泻之药，无不历试，初服间或少效，久之无不增剧，名医俱束手无策，然"药以治病，食以养人"二语，参透大有妙义。盖得病日久，日在药中，禾黍之肠，改充杂草，肠胃之所恶者，药也；若更以药投之，是重困之而不能堪矣！

先生用山药、莲肉、京枣、霜柿，取日食之果菜，以悦脾胃之性情；用猪髓、羊髓、团鱼、乌鸡、牛胶，日用之肉食，以充脾胃之虚馁〔2〕；即扁鹊所谓"损其脾者，调其饮食"，《内经》所谓"精不足者，补之以味"是也。惟方中黄蜡一味，俗医见之无不惊骇。《本草备要》谓服此物着于肠胃，令人泻利不止，而不知此物性涩，岂能作泻？威喜丸用此熔化为丸，王晋三注云〔3〕："黄蜡性味缓涩，有续绝补髓之功，专调斫丧之阳〔4〕，分理溃乱之精，故为元阳虚惫，遗浊带下之神品。"俗传《本草》之害人，往往如此。况此

---

〔1〕六极：出《金匮要略·脏腑经络先后病脉》。指六种极度虚损的病证。《诸病源候论·虚劳候》："六极者，一曰气极，令人内虚，五脏不足，邪气多，正气少，不欲言。二曰血极令人无颜色，眉发堕落，忽忽喜忘。三曰筋极，令人数转筋，十指爪甲皆痛，苦倦不能久立。四曰骨极，令人酸削齿苦痛，手足烦疼，不可以立，不欲行动。五曰肌极，令人羸瘦无润泽，饮食不生肌肤。六曰精极，令人少气，噏噏然内虚，五脏气不足，发毛落，悲伤喜忘。"《千金方》以气极、脉极、筋极、肉极、骨极、精极为六极。

〔2〕虚馁：饥饿。

〔3〕王晋三：即王子接，字晋三，清代医家，著有《得宜本草》《伤寒古方通》等书。

〔4〕斫（zhuó 酌）丧：即摧残，损伤之意，亦特指因沉溺酒色以致损伤身体者。赵翼《陔馀丛考》卷四十三："人不自爱惜，耗其精神于酒色者，曰斫丧。"

丹尽属骨肉有情之品，温养吾身之气血，与无情之草木悬殊。叶天士用人乳粉、秋石霜、血余灰之类，引人身之膏脂以为继续之计，亦由此方中悟出。若紫河车污秽有毒，服之无不发热减食，岂非惑于以人补人之说，忍心害理，适以自戕也耶？

又按：明胶是取嫩肥黄牛皮，以河水制造为之；或用牛肉煎法[1]，去滓再熬成膏，每斤入姜制半夏末二两，名为"霞天膏"，治痨伤久嗽。乾隆丁未[2]，余肄业鳌峰书院，孟瓶庵师言其督学四川时[3]，患嗽数月，同寅制馈[4]，因素不食牛，拜受而不敢尝。署中阅卷张友患痰症二十余载，喜而尝之，胶痰成块，吐出甚多，半月全愈，身体立见壮健。附志之，以广其传。

旧注：人若色欲过度，伤损精血，必生阴虚火动之病。睡中盗汗，午夜发热，哈哈咳嗽，倦怠无力，饮食少进，甚则痰涎泄血，咯吐出血或咳血、吐血、衄血，身热脉沉数，肌肉消瘦，此名"痨瘵"，最重难治，轻者用药数十服，重者期以岁年。然必须病人惜命、坚心定志、绝房室、息妄想、戒恼怒、节饮食，以自培其根，此谓"内外交治"，可获全功。

周氏总注：予读此十方，俱出人意表，其间次第缓急，可为千百世法，即不必十方并用，要无能出其范围者矣。一方之中，自得肯綮[5]，即不必全用其药，亦可细推其理矣。乃今日之治血症者，辄用六味地黄增减，冀其收功，皆由《医贯》入手，而未尝从《神书》体会者也。彼之足少阴肾水衰则火炎为患[6]，壮水之主，可镇阳光。孰知人之患此病者，肾阴虚固多，

---

〔1〕牛肉煎法：锦章石印本作"牛肉煎汁"，应以此为是。

〔2〕乾隆丁未：即1787年。

〔3〕孟瓶庵：即福州鳌峰书院山长（负责人）孟超然。

〔4〕同寅：在同一处做官的人。

〔5〕肯綮（qìng 庆）：要领。

〔6〕"足少阴"等小字者：系潘霨旁注的，下同。

而他因者亦复不少。假如从劳役饥饱而得者，其伤在足太阴脾矣；从忧患而得者，其伤在手少阴心矣；从嗜饮而得者，其伤在手太阴肺矣；从愤怒得者，其伤又在足厥阴肝矣。此足致吐血、咳血、咯血等症，岂一壮水可以胜其任乎？总之，人身之血，附气而行者也。一藏伤，则气必不调，而且遂溢于外；故逆则上出，坠则下行，滞则阻痛，寒则凝，热则散，此自然之势也。后之君子于诊视之际，闻问之余，斟酌而得其情否乎？果能于此着眼，视其病之所伤在何藏，脉之所伤在何部，时之所值在何季，思过半矣！曾治一咯血之人，平日极劳，每咯紫黑色俱成小块者，然必是饱食则多，少食则少，不食或少或无，余以韭汁、童便制大黄治之，二服而安，后以补中益气汤加血药而愈。知者以为怪妄，予谓极平常，盖实从《神书》究心，而置《医贯》为谈料者也。

附

平胃散方

厚朴姜制，炒　陈皮去白，各五两　苍术去皮，米泔浸炒，八两　炙甘草三两
本方加人参、茯苓各二两，即名："参苓平胃散。"

● 四君子汤

人参　白术　茯苓各二两　炙甘草一两

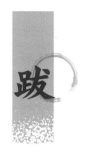

跋

　　姑苏葛可久先生，精通方术，与丹溪朱彦修齐名。所著《十药神书》，专治虚损，虽编中仅列十方，而用药之次第，逐一条陈。吴航陈修园谓其[1]"奇而不离于正"，诚哉是言也！顾前此流传皆为赝本，修园解组后[2]，始得原书，重加注解，将刊附于《伤寒论》《金匮要略》之后而未果。乙卯岁，萱从旧书坊中得一钞本，于今三年矣，遍询方家，俱无是书，萱不敢私自秘藏，因并作汤方俚歌[3]，亟谋付梓，以广其传，庶不负先生寿世寿人之意云尔。

　　　　　　咸丰岁次疆圉大荒落季冬月后学林寿萱[4]　谨跋

〔1〕吴航：乾隆五十九年（1794 年），陈修园曾托病从北京回乡，在长乐吴航书院任讲席。

〔2〕解组：即解下印绶。旧谓辞去官职。组，印绶。

〔3〕俚（lǐ 里）歌：民间通俗的歌谣。也用为自己所作诗歌的谦称。

〔4〕疆圉（yǔ 语）：十天干中丁的别称。　大荒落：十二地支中巳的别称。二者均用以纪年。《尔雅·释天》："太岁在丁曰疆圉，在巳曰大荒落。"疆圉大荒落即丁巳年（1857 年）。　季冬月：季，一个季节的末了。季冬月，即农历 12 月。

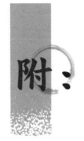

附：《十药神书》弁言

余奉使渡台后[1]，感受海外瘴疬[2]，吐血咳嗽，公余翻阅是编，照方试服，不旬日血止而嗽亦平矣，深服是编十方治法为切中窾要[3]。盖吐血原于肺胃上逆，十灰散用柏叶以敛肺，大黄以降胃，牡丹皮、山栀等味以泻肝胆之火，然后清舍补土，固其营卫，以次奏功，焉得不愈？经陈修园先生逐方详注，极为精当。余又以己意及名人所论，随笔添注于上。汪子用大令索阅是编[4]，读而好之，用之有效，因为付梓，剞劂既竣[5]，并乞弁言。

光绪己卯秋吴潘霨书于鄂署之精白堂[6]

〔1〕奉使渡台：清同治十二年（1873年）夏，日本侵略者西乡从道率兵登陆台湾，进攻高山族同胞。当时福建船政大臣沈葆桢和藩司潘霨接受朝廷使命，前往台湾设防并查办。
〔2〕瘴疬：泛指致病因子，如山岚瘴气、疬气等。
〔3〕窾（kuǎn 款）：中空；空隙。
〔4〕大令：秦汉以后县官一般称令，后来用作对县官的尊称。
〔5〕剞劂（jī jué 击决）：缕刻的工具，用刀和凿雕书版。
〔6〕光绪己卯：即1879年。 鄂署：湖北省官署，为当时巡抚或两湖总督衙门。